Guida alla terapia con luce rossa e infrarossa

La guida definitiva per combattere l'invecchiamento, migliorare le funzioni cognitive, migliorare la pelle, aumentare i muscoli, incrementare le prestazioni atletiche, cognitive e cerebrali, recuperare atleticamente e mentalmente più velocemente, alleviare e gestire il dolore causato dall'artrite e da altre malattie, migliorare il sonno e la salute mentale, contribuire alla perdita di grasso e di capelli, nonché migliorare la salute e il benessere generale.

DAVID BUHNER

GUIDA ALLA TERAPIA CON LUCE ROSSA E INFRAROSSA

Copyright © 2023 DAVID BUHNER

Prima edizione: Gennaio 2023

INDICE

CAPITOLO 1

Che cos'è la terapia della luce rossa?

La terapia con la vera luce rossa e infrarossa è efficace?

La luce rossa e la luce infrarossa sono emerse come sorprese scientifiche negli ultimi anni, sottolineando l'influenza dell'intangibile sulla nostra salute. In precedenti occasioni ho esplorato gli effetti delle radiazioni e del grounding, invisibili ma fondamentali per il benessere. La luce rossa e quella infrarossa si guadagneranno un posto in questo elenco?

D a v i d   B u h n e r

I primi accenni ai benefici della luce rossa per la salute nell'era moderna risalgono a Endre Mester, un medico ungherese famoso per essere stato un pioniere della tecnologia laser. In un lontano passato, egli calibrò uno dei suoi laser durante un esperimento e aprì inaspettatamente la pancia di un topo addormentato per impiantare un tumore e poi rimuoverlo come parte della sua ricerca.

Con grande sorpresa, il laser non distrusse il tumore, ma in qualche modo guarì l'incisione. Il medico era perplesso: come aveva potuto il laser non distruggere il tumore, ma guarire la ferita? Questo incidente accidentale ha rivelato l'esistenza della "fotobiomodulazione" nel ratto1J Laser Dent 2009;17(3):146-148, un processo di riparazione dei tessuti attivato dalla luce infrarossa.

Il laser di Endre si è rivelato molto più debole di quanto pensasse, un incidente sperimentale che ha evidenziato uno dei vantaggi della terapia con luce infrarossa a bassa intensità.

È importante ricordare che il laser non è altro che un'amplificazione della luce stimolata dalle radiazioni, infatti la parola "laser" deriva dalla sua funzione: Light Amplification by Stimulated Emission of Radiation.

In breve, stiamo parlando di luce, ma non di una luce qualsiasi.

Non è così semplice esporre la pelle a luci di tutti i colori in qualsiasi momento per rivitalizzarla. Altrimenti, le nostre divertenti serate in discoteca potrebbero essere considerate le decisioni più salutari della vita.

•

David Buhner

Mi sto occupando di una terapia della luce che, come è ovvio, cerca di emulare il componente più importante della natura: il sole.

Non è un caso che in quasi tutte le culture storiche (ad eccezione della nostra) i nostri antenati abbiano venerato il sole. Abbiamo persino fotografie degli anni '20 che ritraggono soldati feriti che riposano fuori dagli ospedali.

All'epoca, il personale infermieristico scelse di posizionare i letti all'esterno, consentendo ai raggi del sole di accelerare il recupero delle ferite, come aveva osservato la comunità medica.

Già negli anni '30, alcuni governi distribuivano alle famiglie opuscoli intitolati "La luce del sole per i bambini", in cui si raccomandava di portare i bambini all'aperto per esporli il più possibile alla luce solare.
Letteralmente, si legge: "Ogni madre che vuole che il suo bambino sia sano dovrebbe esporlo regolarmente alla luce del sole dall'infanzia fino a quando è abbastanza grande da giocare da solo al sole".

Sebbene abbia già parlato dell'importanza di assumere vitamina D dal sole, di recente mi sono resa conto che il sole ci dà molto di più della semplice vitamina D.

Le nostre cellule sono ricettive ai vari tipi di luce a cui le esponiamo. Questo vale non solo per la luce che catturiamo con gli occhi, ma anche per quella che colpisce la pelle, l'organo più grande del nostro corpo.

Anche quando chiudiamo gli occhi, la nostra pelle continua a percepire non solo la presenza della luce, ma anche il tipo di luce che la illumina. In questo modo, ogni esposizione alla luce significa che il nostro corpo assorbe o "scarica" informazioni.

Alcuni anni fa, durante una visita a un amico, mi fu raccontata la storia della madre di una persona che conosceva, che era "nutrita dal sole" (...). All'epoca pensai che fosse una storia fantasiosa, ma ora mi rendo conto che forse ero io a giudicare senza dare il giusto peso alla cosa.

Vorrei esprimere un ringraziamento particolare ai membri della comunità privata (in particolare Sergio Elortegi e Festuc) per aver affrontato questi temi in modo così approfondito e per aver dato loro l'importanza che meritano.

Trattamento con luce rossa o infrarossa (NIR)?

Sebbene la percezione visiva della luce sia possibile per i nostri occhi, dobbiamo ricordare che la luce è un'onda elettromagnetica, simile alle microonde, ai raggi X, agli infrarossi o alle onde radio. A differenza di queste onde invisibili, la peculiarità della luce è quella di essere un'onda elettromagnetica visibile, composta da campi magnetici ed elettrici.

•

D a v i d   B u h n e r

L'impatto delle onde elettromagnetiche sulla salute, sia esso positivo o negativo, è una realtà. Possiamo quindi dedurre che se alcune lunghezze d'onda (come i raggi X o le microonde) possono avere effetti negativi, anche altre lunghezze d'onda, come la luce, potrebbero avere un'influenza positiva sulla nostra salute.

È importante notare che mentre la luce blu, proveniente dal sole o da fonti artificiali, rimane negli strati superficiali della pelle, la luce rossa ha la capacità di penetrare completamente nella nostra pelle, raggiungendo gli organi e persino le ossa.
Uno dei maggiori esperti in materia, con un ampio elenco di pubblicazioni scientifiche, è il dottor Michael Hamlin. Nelle sue spiegazioni affronta in modo pratico il concetto che abbiamo appena esaminato.

Per illustrare questo punto in modo semplice, possiamo considerare il seguente esempio: se prendiamo la torcia del nostro cellulare e la copriamo con il dito, osserveremo solo un bagliore rosso. Questo perché solo le frequenze di luce rossa sono in grado di attraversare completamente il nostro dito.

Ognuno di questi segmenti di luce di diversi colori ha funzioni specifiche e interagisce in modo unico con l'organismo, indicandogli come attivare determinati meccanismi.

La lunghezza d'onda di quest'onda elettromagnetica, cioè della luce, ne determina il colore. Più lunga è la lunghezza d'onda, più la luce è rossa e più penetra in profondità nel corpo, anche attraverso le ossa.

Ecco una delle confusioni più comuni: luce rossa o luce infrarossa? È importante notare che si tratta di due entità diverse.

Che cos'è veramente la luce infrarossa?

Analizzando la luce visibile, ci si imbatte in un fenomeno intrigante: man mano che la lunghezza d'onda aumenta e la luce si tinge di rosso, raggiunge un punto in cui non è più visibile all'occhio umano, diventando luce infrarossa, impercettibile per noi.

La radiazione solare che raggiunge la Terra comprende sia la luce visibile che la luce infrarossa, quest'ultima invisibile per noi. Solo una piccola parte della luce ultravioletta ci raggiunge.

Sebbene la luce ultravioletta sia stata criticata, è essenziale per la produzione di vitamina D attraverso l'esposizione al sole. La natura, sempre sinergica, rivela che la luce infrarossa e i suoi benefici agiscono come difesa contro i raggi UV.

•

Forse ricorderete l'immagine del camionista in pensione con una metà del viso più rugosa dell'altra. I media, nella loro smania di dare la colpa al sole, dipingono questo fenomeno come un effetto negativo.

È emerso che questo camionista trascorreva la maggior parte del tempo al sole, ma attraverso i finestrini del suo veicolo. Ciò significa che riceveva solo luce ultravioletta (UV) e non la luce infrarossa che funge da scudo antiossidante. Qui sta il problema: la moderna invenzione del vetro che filtra i benefici del sole, lasciando entrare solo quelli nocivi.

In effetti, più del 50% dell'energia solare è costituita da raggi infrarossi. Anche i falò, i caminetti, le candele e le luci a incandescenza emettono luce infrarossa. Questi erano gli emettitori di luce a cui erano esposti i nostri antenati prima dell'avvento della luce LED.

Solo negli ultimi decenni, presso l'Università di Firenze, sono stati scoperti i numerosi effetti anti-invecchiamento associati alla luce infrarossa e rossa.

Che cos'è la luce rossa?

Mi rendo conto che quando si inizia a capire la terapia con la luce rossa, sorgono delle domande: cosa si intende esattamente per luce? Si parla della parte finale della luce visibile, cioè della luce rossa, o della luce invisibile che è già infrarossa?

La risposta è valida in entrambi i sensi.

Quando si parla di "terapia della luce rossa", ci si riferisce a una luce che comprende una piccola porzione di luce visibile (ecco perché vediamo i dispositivi con luce rossa, in quanto è una luce che possiamo percepire), coprendo una gamma molto più ampia di luce infrarossa, che è al di là della nostra capacità di vedere.

In altre parole, quando parliamo di "terapia della luce rossa", intendiamo la combinazione:

- La luce rossa percepibile va dai 660 nanometri ai 700 nanometri.

- Anche la luce infrarossa, che sfugge alla nostra percezione visiva, si estende fino a 850 nanometri.

È in questo intervallo specifico che sono stati osservati benefici per la salute.

Mentre la luce rossa visibile stimola varie cellule a crescere, riprodursi e contribuire alla sintesi del collagene, la luce invisibile del vicino infrarosso riduce la proliferazione cellulare, favorendo la maturazione delle cellule per produrre e rilasciare collagene. Pertanto, tutte le terapie etichettate come "terapia della luce rossa" comprendono in realtà una "terapia due in uno". In queste terapie vengono combinati entrambi i tipi di luce.

•

Ci si può chiedere perché non aumentare ulteriormente la potenza. Il motivo è che, sebbene la luce infrarossa si estenda oltre gli 850 nanometri, è stato osservato che l'intervallo terapeutico efficace è compreso tra 660 e 850 nanometri.

Come si eseguono i trattamenti con la luce infrarossa?

Le lampade progettate per i trattamenti domiciliari mirano a replicare la funzione del sole, coprendo una specifica gamma di onde da 660 a 850 nm.
Rispetto alle vasche da bagno o alle docce, queste lampade sono un'alternativa più accessibile e comoda per ottenere benefici simili. Così come a casa scegliamo una doccia piuttosto che un tuffo nel fiume o nel mare, queste lampade offrono comodità e accessibilità. Esistono modelli piccoli e portatili che coprono aree specifiche del corpo, mentre i modelli più grandi e potenti coprono tutto il corpo, permettendo di scegliere tra una terapia generale o di concentrarsi su una lunghezza d'onda specifica per ottenere benefici più mirati.

La pratica di esporsi al sole per sfruttarne i benefici non è nuova: gli antichi Egizi praticavano l'"elioterapia" e Ippocrate, considerato il padre della medicina moderna, prescriveva l'"esposizione alla luce solare" sulla base delle sue osservazioni sui benefici del sole.

Le conclusioni che ho tratto quando ho notato che le comunità greche e meridionali, godendo di un maggior numero di ore di sole, mostravano una maggiore felicità e ottimismo rispetto alle popolazioni settentrionali, sono state rivelatrici.

Durante l'alba e il tramonto, il sole ci fornisce gratuitamente la terapia della luce rossa e infrarossa, senza bisogno di alcun dispositivo.

Per questo motivo, durante i circa 30 minuti di ogni alba e tramonto, vediamo nel cielo delle tonalità rossastre. In questi momenti il sole ci regala una dose extra di luce rossa, carica di radiazioni infrarosse, estremamente benefica per noi.

Per questo motivo, l'industria si è assunta il compito di sviluppare dispositivi che imitino questa luce. Un'altra trovata per vendervi qualcosa? Ebbene, possiamo sperimentare questa terapia senza spendere un solo euro.

Ciò di cui avete veramente bisogno è qualcosa che i nostri antenati possedevano in abbondanza (oltre alla buona salute): il tempo.

È tempo di raccogliere i frutti di una pratica ancestrale che i nostri antenati hanno apprezzato in buona compagnia: le albe. Si può citare anche il calore dei falò (...).

Dispositivi come le lampade che ricreano artificialmente questa luce sono utili per emulare l'ambiente naturale dell'alba se non si ha il tempo di assistervi, o nelle giornate più nuvolose, o quando il luogo in cui ci si trova non è favorevole a goderne. Ad esempio, io lo applico di sera mentre mi dilato un po'. Mi tolgo i vestiti e mi espongo alla luce rossa.

Tuttavia, come in tutte le cose della vita, la chiave è la moderazione.

Così come l'alba e il tramonto non avvengono 24 ore su 24, non dobbiamo abusare dell'esposizione alla luce rossa.

La realtà, cari seguaci della vita, è che, a meno che non viviate in una casa di campagna (nel qual caso vi invidio), la maggior parte di noi che risiede in città o addirittura in paese non è esposta alla luce rossa. Dove vivo io, il sole è nascosto dietro gli edifici a est e, nonostante abbia cercato diversi luoghi alle 7:20 del mattino in primavera, non ho ancora trovato il punto perfetto. Spero di trovarlo presto.

Per questo motivo (se potete permettervelo), vi consiglio uno di questi dispositivi.

Quali sono gli effetti della luce rossa sull'organismo?

I nostri organismi si sono evoluti per consentire l'assorbimento di questa luce, ma il meccanismo sottostante è controverso. Sebbene si riconosca l'esistenza di benefici, non si è ancora in grado di comprendere appieno la catena di eventi che si verificano. È come capire che l'aumento della massa muscolare e della forza è benefico, ma non comprendiamo appieno come si ottiene. Conosciamo gli elementi necessari per la costruzione dei muscoli, come la tensione meccanica, lo stress metabolico, le calorie e gli ormoni, ma le fasi e i meccanismi esatti rimangono sconosciuti.

- La teoria attuale suggerisce che, durante l'esposizione alla luce rossa, viene generata una molecola che stressa le cellule, chiamata ossido nitrico. Attraverso alcuni processi, questa molecola facilita la "respirazione" delle cellule.

- Come molecola di stress, si generano piccole quantità di radicali liberi.

- Questo favorisce la vasodilatazione, legata all'ossido nitrico e di grande importanza in situazioni di infiammazione, come le articolazioni gonfie (ecco perché la luce rossa è benefica per l'artrite).

- La terapia con luce rossa agisce anche sull'acqua presente nelle cellule, creando una maggiore separazione tra le molecole d'acqua. In pratica, stiamo alterando le proprietà fisiche della cellula, riducendo la resistenza tra enzimi e proteine, il che facilita reazioni cellulari più efficienti.

Questo fenomeno non si limita all'interno delle cellule, ma interessa anche il sangue e gli spazi intercellulari.

La complessità della vita, anche a livello cellulare, non è del tutto compresa, ma ciò che sappiamo è che la terapia della luce rossa e infrarossa svolge un ruolo fondamentale per la vitalità. Tuttavia, la maggior parte di noi è carente in questo campo.

Da un punto di vista biologico, sebbene non si comprenda appieno il meccanismo, si potrebbe riassumere che l'esposizione alla luce rossa influisce sulle cellule, guidandole in una delle tre direzioni:

•

[qui si dovrebbero aggiungere informazioni specifiche sulle direzioni].

- Le cellule, durante l'esposizione, seguiranno uno dei due percorsi: l'autoriparazione se danneggiate o l'autodistruzione se necessario.

- Con un maggiore apporto di energia, con un aumento di ATP, la cellula subirà una sorta di evoluzione, diventando più efficiente nelle sue funzioni.

- Quando siamo esposti e la concentrazione di cellule in quella regione si riduce, si produce uno stimolo che favorisce la migrazione di altre cellule in quell'area o ne induce la crescita.

In che modo la luce rossa ci avvantaggia?

Attualmente esiste un ampio database con migliaia di studi di ricerca sulla fotobiomodulazione, uno stato in cui il nostro corpo entra per iniziare a sperimentare benefici per la salute e l'invecchiamento attraverso la terapia della luce rossa e della luce vicino all'infrarosso. Potete trovare maggiori informazioni su questi studi a questo link: [Database di ricerca sulla fotobiomodulazione] (https://docs.google.com/spreadsheets/d/1ZKl5Me4XwPj4YgJCBe s3VSCJjiVO4XI0tIR0rbMBj08/edit#gid=0).

In effetti, tutti i benefici che traiamo dalle varie branche e funzioni del nostro corpo si possono riassumere in una parola: mitocondri. Quando parliamo di mitocondri più efficienti, ci riferiamo all'apparecchiatura specializzata che lavora instancabilmente per fornire l'energia necessaria alla vita. Nel corpo umano, questa energia, nota come ATP, è essenziale per le nostre cellule per svolgere i loro processi intrinseci.

Immaginate questi "custodi dell'ATP" come i guardiani che detengono la chiave principale di tutte le porte cellulari. Essi risiedono nei mitocondri, le centrali nucleari delle nostre cellule, o potremmo chiamarli le centrali elettriche di questi custodi. Più mitocondri abbiamo, più custodi abbiamo, il che si traduce nella capacità di aprire le porte e attivare le funzioni corporee in modo più rapido ed efficiente.

Più centrali nucleari cellulari chiamate mitocondri abbiamo, più energia possiamo generare.

Un modo per aumentare il numero di mitocondri è l'esercizio fisico. Per questo motivo gli atleti hanno più mitocondri nei muscoli rispetto alle persone sedentarie [5].

Tuttavia, sorge un dilemma quando ci si concentra semplicemente sull'aumento del numero di queste centrali elettriche, cioè i mitocondri. L'obiettivo non è solo avere una squadra di custodi, ma assicurarsi che siano giovani ed efficienti. Non ha senso creare un numero sempre maggiore di mitocondri se poi finiscono per essere lenti e inefficienti.

•

Che senso ha avere un gran numero di mitocondri se sono vecchi, lenti e inefficienti nell'aprire le porte e attivare le funzioni cellulari? L'ideale è avere una squadra di mitocondri in condizioni ottimali. E quale modo migliore per mantenerli giovani e sani se non esponendoli ogni giorno alla luce del sole? In particolare, alla luce solare a infrarossi.

Alcuni scienziati hanno iniziato a chiamare questo processo "fotosintesi umana". Proprio come le piante traggono energia dal sole per svolgere i loro processi, noi esseri umani abbiamo bisogno di questa radiazione solare affinché i mitocondri, le centrali nucleari collegate alle nostre cellule, producano l'energia ATP necessaria - gli efficienti custodi.

Generazione di energia supplementare.

L'ATP svolge il ruolo cruciale di supervisione di tutti i processi biologici dell'organismo. Questi "custodi" non solo devono aprire rapidamente le porte (cioè facilitare tutti i processi in ogni cellula), ma è stato anche osservato che l'ATP viene utilizzato per la comunicazione tra le cellule.

In poche parole, se si subisce un infortunio, questi "custodi" hanno il compito di trasmettere il messaggio alle cellule responsabili della riparazione del danno. Quanto più inefficiente, vecchio o maldestro è il vostro apparato "custode", tanto più lungo sarà il tempo necessario per trasmettere questo messaggio e tanto più lungo sarà il tempo necessario al tessuto muscolare per ripararsi, poiché dipenderà dalla velocità con cui la vostra energia, il vostro ATP (cioè i "custodi"), sta lavorando.

Inoltre, una comunicazione efficiente tra le varie parti del corpo contribuisce a proteggere dalle malattie neurodegenerative, promuovendo così uno stato di salute più forte.

.

- Le persone con diabete di tipo 2 devono affrontare la sfida di avere un pancreas che non funziona in modo ottimale. La scarsa produzione di energia nei mitocondri del pancreas è riportata in alcuni studi6Haythorne, E., Rohm, M., van de Bunt, M. et al. Diabetes causes marked inhibition of mitochondrial metabolism in pancreatic β-cells. Nat Commun 10, 2474 (2019). Un organo essenziale per la produzione di insulina quando necessario. Inoltre, in presenza di insulino-resistenza nelle cellule, la generazione di energia nei mitocondri è ridotta7Szendroedi, J., Phielix, E. & Roden, M. The role of mitochondria in insulin resistance and type 2 diabetes mellitus. Nat Rev Endocrinol 8, 92-103 (2012).
- Nella malattia di Parkinson, le prove sono convincenti del ruolo cruciale dei mitocondri8Wright, R. Mitochondrial dysfunction and Parkinson's disease. Nat Neurosci 25, 2 (2022).

.

- Nel caso del morbo di Alzheimer, uno dei pilastri caratteristici di questa malattia è, come si può intuire, la ridotta produzione di energia nei mitocondri9Mary, A., Eysert, F., Checler, F. et al. Mitophagy in Alzheimer's disease: Molecular defects and therapeutic approaches. Mol Psychiatry 28, 202-216 (2023).

Migliorare la salute dei mitocondri equivale a migliorare il benessere generale. Si comincia col proteggere il cervello da malattie neurodegenerative come il Parkinson e l'Alzheimer, ma i benefici cerebrali di mitocondri più sani non si fermano qui.

Diminuisce i livelli di tristezza e preoccupazione.

Con la terapia a infrarossi e a luce rossa sono stati osservati notevoli miglioramenti nei sintomi della depressione e dell'ansia. Tutto è iniziato con piccoli studi più di dieci anni fa e recentemente è stato replicato e ripreso. In sintesi... sono migliorati (Schiffer et al., 2008).

In sole 4 settimane, il 60% dei pazienti era in remissione, con meno sintomi depressivi, e il 70% riferiva di non provare quasi più ansia. È stato a questo punto che le terapie della luce hanno iniziato a essere prese in seria considerazione per la salute mentale (Cassano et al., 2016).

Gli studi iniziali hanno coinvolto ratti depressi esposti a situazioni di stress e quelli che hanno ricevuto la terapia con luce infrarossa hanno mostrato una riduzione delle risposte ormonali, in particolare del cortisolo, l'ormone dello stress.

La ricerca si è poi spostata su studi umani più recenti. Uno particolarmente sorprendente è stato condotto nel 2017 su 39 pazienti affetti da depressione: dopo 16 settimane, 32 di loro hanno sperimentato una remissione completa o quasi completa della depressione (Henderson & Morries, 2017). Inoltre, si è osservato che i benefici mentali persistevano per una media di 55 mesi dopo la fine dello studio.

Sebbene la depressione sia multifattoriale, non sorprende che vi siano miglioramenti. Personalmente, dopo aver vissuto in diversi luoghi, tra cui Svezia, Estonia, Canada e Finlandia, posso testimoniare l'importanza della luce solare sul benessere.

Storicamente, nessuna tribù indigena è esistita senza esporsi alla luce del sole nel proprio ambiente. Sebbene la parola "cura" possa essere azzardata, è innegabile che i miglioramenti si verificano. La proliferazione di studi può essere guidata da interessi economici, in quanto l'industria vede il potenziale per vendere lampade e dispositivi costosi. Tuttavia, noi che siamo qui sappiamo che godersi il tramonto e l'alba può offrire benefici simili che, tra l'altro, non si limitano solo a questi aspetti.

•

David Buhner

Aumenta la produzione di testosterone e il desiderio sessuale.

Nelle mie sedute di terapia a casa, alla luce del sole, con l'ausilio di lampade (poiché non sono ancora in grado di farlo all'aperto), una delle pratiche che eseguo è quella di espormi completamente.

Questa scelta si basa sull'osservazione di miglioramenti dei livelli di testosterone nell'intervallo 635-670 nanometri. Una scusa per smettere di consumare le criature di toro? Forse è meglio optare per entrambi?

È logico che l'esposizione alla luce rossa aumenti i livelli di testosterone, anche dal punto di vista evolutivo. Nell'emisfero settentrionale, il testosterone diminuisce durante i mesi invernali, probabilmente a causa della mancanza di luce. Questa teoria è rafforzata dal fatto che il testosterone aumenta nuovamente con l'avvicinarsi della primavera e dell'estate.

Perché la natura segue questo schema? Per favorire la proliferazione e aumentare le possibilità di sopravvivenza della prole. Come già detto, la tendenza è quella di avere più figli alla fine di agosto, quando c'è più sole e mesi di abbondanza, il che assicura che la madre sia carica di vitamine e che il bambino nasca in primavera, con accesso a più cibo e luce per i genitori.

Negli studi sulla luce infrarossa sono stati utilizzati come soggetti uomini con scarso interesse sessuale ed è stato confermato che questa luce ha aumentato la libido e il testosterone. Un aumento è stato osservato anche nei ratti, anche se in alcuni casi l'esposizione alla luce rossa è stata dannosa per gli organi riproduttivi.

Ha senso che il testosterone aumenti con determinate fasce di luce? La natura ci guida ormonalmente, con più o meno libido, verso i momenti migliori per avere una prole.

Nel mio caso, rischio di fare le sedute con le palline, ma poiché questo non è un consiglio nutrizionale, la scelta è vostra. Per me è logico che tutto ciò che, con buon senso, non danneggia altre aree e tessuti, possa essere benefico anche per questi piccoli tra le nostre gambe.

Si osserva un aumento della produzione di collagene, che contribuisce a migliorare la qualità della pelle.

Passando ad ambiti specifici, c'è un settore in cui l'investimento monetario è piuttosto comune, soprattutto tra le donne: la cura della pelle. E, come si può intuire, anche la cura della pelle registra notevoli miglioramenti con le terapie a luce rossa.

Mi sono imbattuta in uno studio particolare, incentrato su donne affette da melasma, una condizione di iperpigmentazione che comporta la comparsa di aree scure sul viso. Queste donne sono state sottoposte a una terapia a infrarossi, ma con un'interessante novità: le luci venivano applicate solo a una parte del viso. Il risultato finale (attenzione) è stato che, alla fine dello studio, si è registrato un miglioramento non solo in quella specifica area, ma in tutto il viso in generale.

Questo perché esistono numerose prove a sostegno del fatto che la luce rossa promuove la sintesi del collagene18Illescas-Montes, R., Melguizo-Rodríguez, L., García-Martínez, O. et al. Human Fibroblast Gene Expression Modulation Using 940 NM Diode Laser. Sci Rep 9, 12037 (2019).19Pérignon, B., Bandiaky, O.N., Fromont-Colson, C. et al. Effect of 970 nm low-level laser therapy on orthodontic tooth movement during Class II intermaxillary elastics treatment: a RCT. Sci Rep 11, 23226 (2021).20Koorman, T., Jansen, K.A., Khalil, A. et al. L'irrigidimento spaziale del collagene promuove l'invasione collettiva delle cellule del cancro al seno rafforzando l'allineamento della matrice extracellulare. Oncogene 41, 2458-2469 (2022).21Yeh, MC., Chen, KK., Chiang, MH. et al. Low-power laser irradiation inhibits arecoline-induced fibrosis: an in vitro study. Int J Oral Sci 9, 38-42 (2017).22Hwang, M.H., Son, H.G., Lee, J.W. et al. Photobiomodulation of extracellular matrix enzymes in human nucleus pulposus cells as a potential treatment for intervertebral disk degeneration. Sci Rep 8, 11654 (2018).23Kang, M.H., Yu, H.Y., Kim, GT. et al. Near-

infrared-emitting nanoparticles activate collagen synthesis via
TGFβ signaling. Sci Rep 10, 13309 (2020)....

Il collagene è una proteina essenziale che costituisce la base del
nostro tessuto connettivo. Senza un collagene sano, è difficile
mantenere una buona salute in aree quali capelli, pelle, unghie,
salute delle articolazioni, crescita muscolare e persino cognizione
cerebrale. Per questo motivo si osservano miglioramenti in diversi
indicatori, come la depressione (come osservato), l'artrite (una
condizione che colpisce le articolazioni), la salute della pelle, tra
gli altri.

Non sorprende che il marketing degli integratori di collagene abbia
registrato un notevole incremento nell'ultimo decennio, mettendo
in luce un aspetto negativo del capitalismo: il consumo
inconsapevole. Stiamo parlando di ben 500 miliardi (solo per
questo integratore).

Non c'è bisogno di integrare il collagene se si comprendono alcuni
concetti di base sulla salute. È il collagene che si trova
naturalmente nell'organismo a essere veramente essenziale, non
sotto forma di integratori. Ne abbiamo bisogno per ottenere proprio
ciò che questo grande podcast di conoscenze ci fornisce: una

•

sintesi corretta e, con l'applicazione della luce rossa, i benefici sono notevoli.

Dopo aver osservato come la produzione di collagene negli animali feriti accelerasse significativamente la guarigione24Biostimolazione della guarigione delle ferite mediante laser: approcci sperimentali in modelli animali e in colture di fibroblasti - R. Abergel, R. Lyons, +2 autori, questo approccio è stato applicato all'uomo. Utilizzando gamme da 622 a 830 nanometri, i partecipanti sono stati in grado di ridurre la visibilità delle rughe dopo 12 settimane25Russell, B. A., Kellett, N. & Reilly, L. R. A study to determine the efficacy of combination LED light therapy (633 nm and 830 nm) in facial skin rejuvenation. J. Cosmet. Laser Ther.7, 196-200.

Potreste pensare: "È solo una trovata per convincere le donne di una certa età a comprare le lampadine a luce rossa al teleshop", ma sono stati condotti studi randomizzati con placebo e gruppi in doppio cieco. Non c'è niente di più scientifico...

E cosa ci dicono i risultati? Diminuzione del 36% delle rughe e aumento del 19% dell'elasticità cutanea dopo il trattamento bisettimanale26Studio clinico prospettico, randomizzato, controllato con placebo, in doppio cieco e split-face sulla fototerapia LED per il ringiovanimento cutaneo: valutazioni cliniche, profilometriche, istologiche, ultrastrutturali e biochimiche e confronto di tre diverse impostazioni di trattamento. Seung Yoon Lee, Ki-Ho Park, +6 autori.

Provoca una reazione antiossidante nell'organismo.

Quando sperimentiamo un aumento di energia grazie alla stimolazione della luce rossa, accade che le cellule scelgano di assorbire più ossigeno, generando specie reattive dell'ossigeno, i cosiddetti radicali liberi che l'industria insiste a temere, come quelli del sole.

Tuttavia, è importante notare che anche l'esercizio fisico porta alla produzione di radicali liberi, così come l'esposizione al freddo e al sole. In effetti, il semplice fatto di essere vivi comporta già un certo livello di esposizione a questi elementi.

Perché dovremmo rivolgerci alle nostre cellule per affrontare lo stress? Come dice la natura, "se non lo usi, lo perdi". Sottoponendo le cellule a uno stress occasionale (in misura ridotta), si ottengono benefici terapeutici.

Ottimizza gli indicatori della qualità del sonno.

Quando si è esposti alla luce infrarossa del sole o di dispositivi progettati a tale scopo, aumenta anche la produzione di ossido

•

nitrico. Questo composto viene utilizzato dai bodybuilder come integratore per dilatare i vasi sanguigni, ottenendo così un maggiore ingrossamento muscolare durante e dopo l'allenamento, dando temporaneamente l'impressione di una maggiore dimensione.

Ciò che molti frequentatori di palestre non sanno è che l'ossido nitrico, avendo un effetto vasodilatatore, riduce la pressione sanguigna, aumenta il flusso sanguigno, rilassa i muscoli, calma il corpo e rallenta la frequenza respiratoria. In altre parole, sembra segnalare che è arrivato il momento di riposare. È emerso che questa terapia a luce rossa contribuisce anche al sonno, e uno dei fattori principali perché ciò avvenga è proprio l'ossido nitrico generato[27]Gautier-Sauvigné, S. et al. Nitric oxide and sleep. Sleep Med. Rev. 9, 101-113 (2005).

Ma l'influenza positiva non si limita solo all'ossido nitrico: influisce anche sulla regolazione della melatonina, nota come ormone del sonno, responsabile del controllo dei nostri cicli sonno-veglia. Come ho detto in un episodio del podcast, la melatonina non solo induce il sonno, ma agisce come una sorta di guida. Segnala al corpo che è ora di dormire, ma la sua funzione va oltre.

Le ricerche sulla regolazione della melatonina dopo le sedute di terapia con luce rossa sono aumentate[28]Morita, T. & Tokura, H. Effects of lights of different colour temperature on the nocturnal changes in core temperature and melatonin in humans. Appl.

Human Sci. 15, 243-246 (1996).29La luce rossa e la qualità del sonno e le prestazioni di resistenza delle giocatrici di basket cinesi. Zhao J, et al. J Athl Train. 2012. PMID: 36830774 Articolo libero PMC. Come previsto, l'industria ha commercializzato la melatonina come un integratore stellare.

In realtà, quando qualcuno ha difficoltà ad addormentarsi, spesso è legato alla disconnessione dalla luce, alla mancanza di un "download di informazioni solari" al momento giusto. C'è un'argomentazione forte dietro a questo:
Dovremmo produrre melatonina piuttosto che "assumerla". Così come generiamo vitamina D nella nostra pelle quando ci esponiamo al sole, invece di "assumerla".

Nell'organismo troviamo due forme di melatonina: circolatoria (prodotta nella ghiandola pineale) e subcellulare (prodotta all'interno delle cellule e dei mitocondri). La melatonina non solo detta l'ora di andare a letto, ma esercita anche una notevole protezione sul nostro cervello, agendo come una sorta di figura materna iperprotettiva.
È sorprendente notare che circa il 45% delle persone affette da Alzheimer o demenza soffre della cosiddetta sindrome del tramonto. Già solo dal nome possiamo dedurre che le ore di luce e la salute mentale sono strettamente legate e non vanno prese alla leggera.
L'alba e il tramonto non ricevono l'attenzione che meritano.

•

Le persone con malattie cognitive che sperimentano la sindrome del tramonto diventano notevolmente agitate. Il loro cervello non riconosce l'ora del giorno ed è stato ipotizzato che ciò sia dovuto a livelli minimi di melatonina30Khachiyants, N., Trinkle, D., Son, S. J. & Kim, K. Y. Sundown syndrome in persons with dementia: An update. Psychiatry Investig. 8, 275-287.

Perché non si dovrebbe desiderare una maggiore quantità di melatonina attraverso la terapia a infrarossi? O meglio, perché non volerne di più al momento giusto?

Vogliamo che nostra madre sia presente nella nostra vita, ma non in ogni momento delle nostre attività quotidiane. Non la vogliamo in bagno mentre ci occupiamo dei nostri bisogni fisiologici, o quando condividiamo il letto con il nostro partner.... È chiaro? La melatonina è essenziale, ma è ancora più fondamentale che faccia il suo lavoro al momento giusto.

In assenza di luce, è la ghiandola pineale a generare melatonina, ma lo stimolo più efficace per la melatonina subcellulare proviene dalla luce infrarossa. Le lampade possono essere utili, ma nulla è paragonabile alla luce naturale del sole.

In particolare, la luce infrarossa non visibile raggiunge tutte le parti del corpo, penetrando completamente, compreso il cranio e accedendo al liquido cerebrospinale. Questo rafforza ulteriormente il motivo per cui le persone affette da malattie neurodegenerative dovrebbero essere esposte alla luce infrarossa quando ricevono la luce solare.

Per questo motivo, dovremmo proteggerci dalla luce blu indossando occhiali a luce rossa o vivendo in ambienti più naturali

(#456). Numerosi studi confermano la nocività dell'esposizione innaturale (fuori orario) alla luce blu e alla luce LED o artificiale, come quella di computer e telefoni, in quanto sopprimono la produzione di melatonina, che ha funzioni molto più complesse della semplice attivazione per dirci che è ora di dormire.

L'obiettivo è innescare l'attività dei nostri mitocondri per generare la propria melatonina attraverso la luce rossa del sole, del fuoco o della terapia della luce rossa.

Pertanto, una raccomandazione valida sarebbe:

Cambiate tutte le luci LED nelle vostre stanze con lampadine a luce rossa per migliorare la qualità del sonno. La luce blu compromette la produzione naturale di melatonina e manda in tilt l'orologio biologico interno dell'organismo.

Controlla i cicli biologici giornalieri.

Questo orologio è il dittatore assoluto. Il noto ritmo circadiano è governato dalla nostra interazione con la luce.

Cosa succede quando il vostro orologio Casio si guasta? Semplicemente, si è in anticipo o in ritardo dappertutto. Potreste presentarvi al lavoro con 12 ore di ritardo. O dare da mangiare al bambino dopo l'orario di lavoro. O cercare di andare in palestra di notte quando è già chiuso.... Il punto che voglio sottolineare è che se l'orologio biologico non è sincronizzato con il sole, si smette anche di lavorare.

•

Stiamo parlando degli ormoni e dei neurotrasmettitori che dovete generare o smettere di generare al momento giusto, il che è fondamentale quanto il cibo che mangiate, l'aria che respirate o l'acqua che bevete.

Ogni volta che la luce LED della stanza, lo schermo del computer, il cellulare o i lampioni della strada comunicano l'ora corrente agli occhi e alla pelle con la luce blu, il corpo si sincronizza.

Il problema è che la luce artificiale dice al corpo (a causa della lunghezza d'onda della luce) che sono le 16.00, ma in realtà ci si espone alle 20.00, ad esempio.

L'esposizione alla luce rossa durante le ore dell'alba fornisce al corpo informazioni precise sull'ora corrente. È vero che si può essere un po' sfasati durante il giorno, ma perché sbagliare tutto quando si può fare qualcosa di giusto? La luce rossa offre benefici che vanno al di là di quanto abbiamo esplorato finora. Tuttavia, la vita non mi dà il tempo di approfondirli tutti.

Vengono rivelati sempre più aspetti positivi:

- Recupero muscolare:

- Diminuisce il dolore e l'infiammazione del 70%, secondo le prove supportate da una meta-analisi, rispetto al gruppo di controllo con placebo.
- Miglioramenti cognitivi osservati in tutti i partecipanti.
- Recupero rapido ed efficace delle ustioni.

È consigliabile acquistare un apparecchio a luce rossa da utilizzare in casa?

È necessario acquistare una lampada che emette luce rossa e infrarossa? Se avete il tempo e la logistica per accogliere e allontanare il sole, allora no, non è necessario, anche se è molto utile.

Personalmente, ne ho acquistate due. Anche se cerco di approfittare dei momenti di alba e tramonto a seconda del luogo in cui mi trovo, è impossibile ignorare i benefici che mi porta l'uso quotidiano delle lampade.

•

David Buhner

Acquista **qui**

Codice sconto:

DAVIDBUHNER

Modello da viaggio e da vacanza: Zero di CytoLED .

Modello gigante per la mia casa: Pentaplex di CytoLED .

Di solito porto con me il dispositivo piccolo quando viaggio o vado in vacanza, anche se non ha nulla a che vedere con le sensazioni e i miglioramenti che provo con il pannello grande che ho a casa, le sensazioni sono molto più intense e dopo un certo tempo inizio a sentirmi sostanzialmente meglio. Se avete una casa e non siete nomadi digitali o simili, vi consiglio di acquistare Pentaplex.

Se vivete in una grande città, potrebbe essere un'ottima idea acquistare una lampada grande. In questo caso, vi consiglio di acquistare la lampada grande:

- Se vivete in una città grande o piccola dove gli edifici bloccano il sole.

- Se per vedere la luce del sole si deve andare lontano e viaggiare per 30 minuti, 1 ora, ecc.

- Situazioni simili.

- Si vive in un luogo con un clima non soleggiato per tutto o parte dell'anno, di solito nella parte settentrionale del mondo (la maggior parte dell'Europa e degli Stati Uniti, il Canada, la Russia, gran parte dell'Asia).

- Se vivete in zone montuose o in una valle dove la luce non arriva bene.

- Se nella vita quotidiana non si può godere del sole a causa dell'orario di lavoro, del lavoro d'ufficio, ecc.

Dopo aver scritto questo libro sono giunto alla conclusione che la maggior parte dei benefici della luce rossa sono dovuti al fatto che ne abbiamo una grande carenza a causa del nostro stile di vita moderno.

Capitolo 2

USI DI UNA LAMPADINA ROSSA

Sebbene la luce solare sia considerata in molti casi la migliore terapia, l'ambiente in cui viviamo oggi non offre la logistica più favorevole per ricevere i suoi benefici mattutini e per dire addio ai suoi bagliori serali, una pratica che sarebbe ottimale per il nostro benessere.

Forse la vista del sole è ostacolata da edifici rivolti a est o a ovest, o forse si devono percorrere lunghe distanze per vederlo, sacrificando tempo di lavoro, tempo personale e così via. In situazioni simili, mi sono chiesto come affrontare questo scenario sia in Spagna che in altri Paesi del mondo.

Attualmente esistono più di 7.000 studi scientifici che esaltano i benefici della luce rossa e infrarossa. Ciononostante, è innegabile che questi documenti di ricerca lasciano molto a desiderare nella descrizione delle condizioni specifiche a cui sono stati sottoposti i soggetti, condizioni essenziali per estrapolare i risultati all'utente comune. Sarebbe indispensabile che fornissero dettagli dettagliati su aspetti quali:

- Quando: frequenza giornaliera, frequenza settimanale, ora precisa del giorno, durata dell'esposizione...
- Come: configurazione esatta delle onde utilizzate, misure di protezione consigliate...
- Dove: parti del corpo specifiche (viso, petto, genitali, ecc.), distanza ottimale per l'esposizione (1 metro, 5 centimetri, ecc.).

Con l'impatto crescente dell'industria delle lampade rosse, guidato da benefici comprovati, sono convinto che questo boom non solo contribuirà alla concorrenza sui prezzi, ma incoraggerà anche una presentazione più dettagliata delle prove scientifiche. Senza menzogne o occultamenti di dati. Questo, a sua volta, permetterà un'estrapolazione più efficace dell'uso di queste tecnologie da parte dell'utente.

•

David Buhner

Quando utilizzare un pannello e quando una lampada a luce rossa?

Per avere un vantaggio, ho condotto un'indagine pragmatica rivolta a quegli esperti di salute che già possiedono o stanno pensando di acquistare lampade o pannelli a luce rossa, come me. Lo scopo di questa indagine è quello di chiarire eventuali dubbi che possono sorgere su questo argomento.

Questi sono i modelli che uso attualmente:

https://cytoled.com/products/zero?ref=jzh951y3

- Modello piccolo: **CytoLED Zero** .
- Il modello più grande che ho a casa: **Pentaplex di CytoLED**.

Il modello grande è molto meglio, anche se non si può spostare da casa.

Anche se è bene sapere come funzionano questi dispositivi e come usarli, quando li ricevete a casa non aspettatevi un manuale di istruzioni dettagliato che vi spieghi quando e come usarli, perché in questo campo è spesso una questione di tentativi ed errori per vedere cosa funziona.

Tuttavia, considerando i due modelli in mio possesso e le informazioni ottenute, ho sviluppato una piccola guida che offre indicazioni sull'uso appropriato di questi dispositivi, affrontando aspetti come la tempistica, la metodologia e il luogo ideale per la loro applicazione.

Come si usa una lampada a luce rossa?

Di solito lo uso a letto quando mi sveglio o poco prima di andare a dormire, anche in bagno in piedi per far passare la luce su tutto il corpo.

Quando si possono usare le lampade durante il giorno?

Nell'analisi completa dell'ampia evidenza dei numerosi studi sulla luce rossa, un'assenza degna di nota è la mancanza di informazioni sull'ora specifica in cui sono state effettuate le terapie con la luce infrarossa, il che è sorprendente.

Anche se possiamo dedurre che, dato lo schema comune a molti studi in cui i soggetti frequentano le cliniche dal lunedì al venerdì, fino alle 18 circa, questo ci permette di ipotizzare che è probabile che possiamo usare la nostra lampada in qualsiasi momento della giornata per ottenere i benefici menzionati in questi studi.

È importante notare che alcuni studi evidenziano l'importanza della tempistica delle terapie, incorporando gruppi di controllo e placebo. Un esempio è uno studio condotto su atleti che hanno applicato la luce rossa su metà del corpo di notte per 30 minuti.

Tuttavia, è fondamentale essere consapevoli delle diverse pratiche, poiché alcune persone, invece di dirigere la luce verso le parti inferiori del corpo, la applicano sul viso durante la notte. Questo, paradossalmente, può portare a una sovrastimolazione, poiché anche la luce rossa, se la sua luminosità e intensità sono troppo elevate, può inibire la produzione di melatonina, rendendo difficile addormentarsi.

Personalmente utilizzo la terapia della luce rossa al mattino dopo il risveglio o prima di andare a letto, per simulare l'alba e il tramonto nel mio corpo.

Quanti minuti sono la giusta quantità di tempo?

Per la maggior parte delle lampade a luce rossa, l'intervallo corretto è di circa 5-20 minuti, con una distanza di circa 50-60 cm.

Tuttavia, con il dispositivo più piccolo che possiedo, questo intervallo si estende a 10-40 minuti, poiché ha una potenza inferiore. Con il pannello grande, invece, ho di solito sessioni di circa 15 minuti.

Quante sessioni settimanali sono appropriate?

È assolutamente fattibile utilizzarlo una volta al giorno per mantenere una buona salute generale. Personalmente, di solito faccio una seduta quando mi sveglio e quando vado a letto, per un totale di 2 sedute al giorno, anche se a volte arrivo a 3 o addirittura 4 sedute al giorno.

È importante notare che è necessario far passare almeno un'ora tra una sessione e l'altra.

Dove utilizzare una lampada a luce rossa e a infrarossi

Distanza adeguata

Secondo alcuni studi, l'ideale è utilizzare la lampada a una distanza di 40, 50 o 60 centimetri, che è il punto ideale perché i raggi NIR rossi e infrarossi si disperdano uniformemente su tutto il corpo. Tuttavia, devo ammettere che io ho semplicemente attaccato la

•

lampada al mio corpo e ho ottenuto buoni risultati.

Nel caso in cui ci si trovi a una distanza maggiore, sarebbe
necessario prolungare il tempo della sessione per essere davvero
efficace. Nel caso del mio pannello più grande, ad esempio, anche
se mi trovassi a 2 metri di distanza, dovrei moltiplicare la durata
della sessione per circa 4 per mantenere l'efficacia desiderata.

D'altra parte, utilizzando la mia lampada più piccola, potrei
rimanere a una distanza massima di 1 metro per ottenere risultati
efficaci. Tuttavia, sarebbe necessario aumentare la durata della
seduta di 2,5 volte per ottenere l'efficacia desiderata.

Cioè, con la lampada più piccola, mi troverei a una distanza di 50
centimetri, che sarebbe circa la lunghezza del mio braccio.

Quale parte di voi ha bisogno di essere esposta alla terapia della luce?

È più utile applicare la luce su ampie zone del corpo. Con il
pannello grande, mi copre praticamente completamente, mentre
con la lampada più piccola, quando la porto in viaggio, mi
concentro sulla pancia, sul petto o anche sulla schiena. Se faccio la
seduta al mattino, mi assicuro che raggiunga anche il viso e il
cuoio capelluto.

Devo puntare la luce rossa e infrarossa sui miei testicoli: è un bene o un male?

Molti lettori maschi si chiederanno se possono esporre i loro testicoli alla luce. Sì, ci sono studi che suggeriscono un aumento dei livelli di testosterone e della libido dopo la terapia con la luce rossa.

Tuttavia, è importante e necessario esercitare cautela, poiché ho trovato studi che indicano possibili danni ai testicoli dei ratti dovuti a un'eccessiva sovraesposizione alla luce rossa.

Va notato che questi studi non forniscono informazioni adeguate sulla dose utilizzata o sui parametri stabiliti. In altre parole, non possiamo stabilire se siano state utilizzate dosi molto elevate, dosi eccessive o se i testicoli dei ratti siano stati surriscaldati in un modo simile a quello in cui verrebbero riscaldati se messi in una padella.

Dal mio punto di vista, sebbene abbia osservato numerosi aneddoti positivi relativi all'aumento del testosterone e della libido grazie a questa terapia, la scarsità di prove concrete ci spinge a essere cauti e a evitare un'esposizione eccessiva in questo settore.

Voglio chiarire che non sto dando raccomandazioni. Ogni

•

individuo è responsabile delle proprie decisioni. Personalmente, limito l'esposizione dei miei testicoli alla luce rossa e infrarossa.

Modo corretto di utilizzare la lampada a luce rossa

1. **Pannello del timer:** fornisce dati importanti sulle impostazioni del timer, come il tipo di impostazione del timer scelto, quanti minuti e secondi rimangono, quanti minuti e secondi rimangono e quanti secondi rimangono. Le prime due cifre indicano i minuti, mentre le altre due cifre indicano i secondi, facili e ovvi. È importante notare che quando si accende il pannello, questo mostrerà automaticamente il timer attivato (impostato per default su 10 minuti), almeno così funziona questo modello. Se il display visualizza "FF:FF", significa che il timer è disattivato e la lampada rimarrà accesa a tempo indeterminato, almeno fino a quando non la spegnerete o attiverete il timer.

2. **Luce infrarossa sul display:** segnala che l'illuminazione a 850 nm funziona al massimo.

3. **Luce rossa:** quando si vede l'indicatore luminoso a 660 nm, si sa che sta facendo il suo lavoro.

4. **Controllo dell'ora:** questo piccolo pulsante è la chiave per il funzionamento del timer. Premendolo, il timer si accende e si spegne in base alle proprie esigenze. Il trucco è che si può impostare fino a 30 minuti. Se non è in funzione, il display visualizza "FF:FF".

5. **Selettore del tipo di onda luminosa:** questo piccolo pulsante consente di controllare il tipo di luce che si desidera che il pannello emetta. È possibile scegliere tra luce rossa, luce infrarossa o addirittura entrambe contemporaneamente. Se non si è premuto il piccolo pulsante, il pannello è impostato in fabbrica per illuminarsi con entrambi. Se lo si tocca una volta = entrambi spenti. Un altro tocco = solo luce infrarossa NIR (850nm). Un altro tocco e si accende solo la luce rossa (660nm). Toccando ancora una volta, si torna alla combinazione di entrambe le lunghezze d'onda. Il mio consiglio è di mantenere attivi tutti i tipi di luce ogni volta che lo si usa, in modo da ottenere i massimi benefici.

6. **Time Adder (Timer):** con questo pulsante è possibile estendere il tempo del timer di 1 minuto per ogni "clic". Se il tempo rimanente sul timer non è un minuto esatto, il pannello regolerà i minuti al valore più vicino all'ora corrente. Invece di premere ripetutamente il pulsante, è

possibile tenerlo premuto. Se si preme il pulsante quando il tempo è arrivato a zero, il timer viene riportato a 10 minuti, che è il valore predefinito.

7. **Sottrazione di tempo (Timer):** premendo il pulsante "Meno", il tempo del timer (se in funzione) diminuisce di 1 minuto per ogni volta che lo si preme. Il suo funzionamento è simile a quello del pulsante "Più" (6), ma in questo caso, se lo si preme quando manca solo 1 minuto, invece di andare a zero, si arriva direttamente a 30 minuti sul timer.

Esposizione eccessiva

È fondamentale mantenere un equilibrio con la luce rossa, né troppo poca né troppa. Dalle informazioni che ho esaminato, saturarsi di luce rossa (in quantità superiori a quelle raccomandate) non sembra essere dannoso per l'organismo, ma solo meno efficace.

È fondamentale considerare che i nostri diversi tessuti si trovano a profondità diverse nel corpo. Quindi, per ottenere la dose ottimale di luce rossa e infrarossa in un tessuto, può essere necessario che un altro tessuto ne riceva un po' di più. In questo senso, è logico che possano sorgere dei problemi.

Tuttavia, quando si tratta dell'organismo nel suo complesso piuttosto che di tessuti specifici, ci sono meno informazioni su come risponde effettivamente a determinate dosi. È un terreno meno esplorato.

Devo proteggermi con gli occhiali?

Cosa succede se metto la luce rossa o infrarossa negli occhi? La lampada viene fornita con gli occhiali di protezione inclusi nella confezione. Normalmente la luce non è un problema, ma se la luce negli occhi è troppo intensa o se la luce rimane negli occhi per troppo tempo, potrebbe verificarsi un effetto termico. E questo renderà i nostri occhi più sensibili, è molto semplice. È come se ci si mettesse davanti a un caminetto acceso: in linea di principio questo non avrà alcun effetto negativo sugli occhi, ma se ci si mette a un centimetro di distanza dal fuoco per un'ora si avranno ovviamente dei problemi, è solo buon senso.

Quando si chiudono gli occhi, gran parte della luce rimbalza sulla pelle. Questo fenomeno può essere molto significativo, in quanto protegge da livelli eccessivi e disperde efficacemente la luce. È consigliabile, e i rilevatori naturali della pelle nelle palpebre vi indicheranno quando è il momento di smettere.

·

Naturalmente, tutto dipende da chi siete e dal vostro aspetto: non tutti i corpi e gli occhi sono uguali. Se siete inclini a soffrire di disturbi agli occhi molto facilmente, a causa della fotosensibilità, dell'emicrania o di altre complicazioni visive, è ragionevole prendere in considerazione l'idea di indossare occhiali o qualche forma di protezione per garantire un maggiore comfort: è solo buon senso.

Qualcuno potrebbe aver letto da qualche parte che la luce rossa può scatenare la cataratta, ma se fate una piccola ricerca vi renderete conto che si tratta solo di voci infondate. Hanno anche parlato della necessità di usare la protezione solare durante le sedute di luce rossa, il che è totalmente assurdo. Si tratta di storie totalmente false.

All'opposto di queste storie, alcune ricerche indicano miglioramenti visivi in coloro che sono stati esposti ai livelli più bassi di luce infrarossa emessi da queste lampade. I soggetti più giovani non hanno notato quasi nessun cambiamento significativo, mentre quelli con maggiore esperienza hanno registrato un aumento del 20% nella percezione dei colori e un miglioramento della sensibilità dei bastoncelli, che sono fotorecettori della retina.

Esistono linee guida, come quelle stabilite dalla Commissione Elettrotecnica Internazionale, che indicano che, per salvaguardare la salute dei nostri occhi, il limite consigliato è di 57 milliwatt per centimetro quadrato per meno di 100 secondi. È importante tenere presente che queste linee guida si riferiscono all'osservazione diretta della sorgente luminosa per quel periodo e non all'osservazione indiretta.

Quando abbiamo scoperto l'inganno di alcuni produttori di lampadine a luce rossa e infrarossa, abbiamo visto nei test che l'occhio può tollerare fino a 80 mW/cm2 per meno di 30 secondi prima che si manifesti un danno termico. Si è visto nelle analisi che l'occhio può tollerare fino a 80 mW/cm2 per meno di 30 secondi prima che il danno termico inizi a manifestarsi. E qual è il legame con i produttori? Beh, risulta essere fondamentale sotto ogni punto di vista. Altrimenti, ci ritroveremmo tutti visivamente esausti dopo una sessione di luce rossa, o peggio con danni agli occhi.

Le aziende che affermano che le radiazioni dei loro modelli superano i 100 mW/cm2 dovrebbero essere trasparenti e fornire una spiegazione di come ci stanno ingannando:

- Vendete luci dannose per l'occhio umano?
- O stanno mentendo sui loro prodotti?

Non ci sono altre opzioni.

Molto probabilmente la seconda ipotesi è quella corretta e siamo stati ingannati da queste aziende. Ecco perché nel mio elenco delle

•

principali marche di lampadine a luce rossa non ho suggerito nessuna di quelle che sembrano dire bugie. Se ci rendiamo conto che ci stanno ingannando su qualcosa, non sarebbe sorprendente se ci ingannassero anche su altre cose.

È paradossale che gli occhiali protettivi siano forniti con la lampada. Inoltre, molte volte, se li si testa con un metro, questi occhiali non offrono alcuna protezione contro la luce infrarossa. Quindi, perché li includono, cosa succede, è sicuro o no, è ovviamente meglio non usare nemmeno le marche che hanno questo tipo di strategia. Ripeto, non utilizzate in nessun caso prodotti o servizi di tali aziende o marchi.

In fin dei conti, tutti i marchi di lampade finiscono per fornirvi un paio di occhiali ad effetto per avere il vostro effetto placebo, semplicemente perché è una pratica comune e nessun marchio vuole essere escluso dalla tendenza. È una questione di marketing.

In breve, io:

- Non porto mai o quasi mai gli occhiali.
- Oppure chiudo semplicemente le palpebre in modo che il calore o l'effetto termico non si ripercuota sugli occhi.
- Oppure mi guardo intorno senza guardare direttamente nelle lampade.

Spesso utilizzo anche una combinazione di più strategie.

CAPITOLO 3

Quale lampadina rossa comprare?

La maggior parte dei marchi vi sta mentendo al 90%. La lampada a luce infrarossa e rossa non è altro che il moderno sostituto delle onde infrarosse e rosse emesse dal sole, soprattutto durante l'alba e il tramonto.

È essenziale per mantenersi in salute? Se l'esposizione al sole lo è, possedere una lampada di questo tipo è discutibile.

Ho due lampade, ma le consiglio solo a chi non può fare lo sforzo o non ha la logistica per contemplare il sole all'alba e al tramonto.

Molte persone sono sorprese dal fatto che il sole non è solo benefico per l'assorbimento della vitamina D.

Ci sono molti studi online sulla luce rossa o infrarossa, ma è davvero difficile sapere quale sia la migliore luce rossa sul mercato.

Attualmente possiedo 2 modelli di lampade; il motivo per cui ne ho acquistate 2 e non 1 o 3 è che ho contattato tutte le aziende che vendono pannelli a luce rossa e infrarossa, ponendo alcune domande specifiche sulle lampade; dopo aver fatto questo ho ottenuto un elenco di 3 marchi che non mi hanno mentito o travisato le loro risposte, dimostrando il loro impegno per l'integrità scientifica e commerciale piuttosto che cercare di vendervi qualcosa utilizzando metodi illegali o non etici.

Che cos'è una lampadina rossa e qual è la sua funzione?

La lampada (o pannello) a luce rossa e infrarossa è un dispositivo elettronico che sostituisce la luce solare. Utilizziamo il termine "lampada" per i modelli più piccoli e "pannello" a luce rossa per i modelli più grandi e pesanti (un metro o più), che quando sono accesi coprono la maggior parte della superficie del corpo.

Così come quando diciamo "luce rossa" ci riferiamo sia alla luce rossa che a quella infrarossa, quando diciamo "lampada" oggi mi riferisco sia al "pannello" che alla lampada a luce rossa. Si tratta di dispositivi tecnologici che emettono lunghezze d'onda comprese tra i 660 e gli 850 nanometri, un intervallo in cui è stato riscontrato che la luce apporta benefici terapeutici.

È essenziale chiarire che non basta cambiare il colore delle lampadine di casa in rosso. La luce rossa offre chiari e riconosciuti benefici per il sonno e per altri aspetti di cui parleremo più avanti, ma in questo momento stiamo parlando di dispositivi tecnologicamente progettati per emettere radiazioni infrarosse (che sono radiazioni non visibili all'occhio umano), imitando quelle fornite dal sole. Queste radiazioni sono spesso trascurate da molti di noi a causa della nostra routine durante l'alba e il tramonto (orari in cui sono più abbondanti).

Negli ultimi mesi mi sono dedicata a esporre il mio corpo, soprattutto il petto e gli addominali, non solo durante le ore di picco dei raggi UVB per ottenere la vitamina D dal sole, ma anche durante l'alba per assorbire più luce infrarossa, e mi sono esposta il più possibile alla luce serale, anche se non è stato facile.

Quale lampada acquistare?

Cosa ho considerato prima di scegliere un modello di lampada a luce rossa e infrarossa?

1. Radiazioni (un punto in cui la maggior parte dei produttori è insincera o almeno poco trasparente): Le emissioni di radiazioni elettromagnetiche, le loro implicazioni sulla salute, ecc.

2. La possibilità di scegliere le frequenze luminose in modo specifico.

3. La presenza di sfarfallio.

4. L'angolo delle luci rosse e infrarosse.

5. Altri fattori aggiuntivi.

Con un'irradiazione inferiore a 100 mW/cm2.

Il primo aspetto da considerare è l'irradiazione, poiché è qui che il 90% dei produttori ci inganna, qualcosa di immorale, illegale, ecc. che dovrebbe sempre farci scartare il marchio. Se veniamo ingannati su questo aspetto, potremmo acquistare un dispositivo che emette luce rossa ma senza alcun beneficio terapeutico. Ci darebbero qualcosa di diverso da quello che stiamo cercando.

Per comprendere meglio l'irraggiamento e i valori da ricercare, possiamo restringere il nostro elenco ad alcuni marchi affidabili.

D a v i d   B u h n e r

In linguaggio più tecnico, l'"'irradianza" o "densità di potenza" è l'energia luminosa su una superficie, cioè la potenza che raggiunge la nostra pelle, misurata in milliwatt per centimetro quadrato (mW/cm2). Questa irradianza determina se la luce della lampada può penetrare in profondità per stimolare le nostre cellule.

È fondamentale notare che, sebbene sia vero che senza un irraggiamento sufficiente non si ottengono benefici adeguati, i produttori e le aziende che vendono queste lampade talvolta manipolano i numeri dell'intensità per creare l'illusione di benefici garantiti. Tuttavia, nel caso della luce rossa, esiste un punto di forza, perché il dosaggio è fondamentale. Né troppo né troppo poco.

È vero che se si acquista una lampada di questo tipo e non è abbastanza luminosa, è necessario esporsi più a lungo. Tuttavia, è vero anche il contrario. Se è troppo potente, potrebbe riscaldare eccessivamente le cellule del corpo.

Molti si chiederanno perché il modello che ho scelto è meno potente di altre lampade delle stesse dimensioni presenti sul mercato. Non è che sia meno potente, è che è potente quanto dovrebbe essere, e le altre marche mentono.

Si trovano modelli con più di 100 mW/cm2, più di 200 mW/cm2, ecc. Perché acquistare una lampada da 60 mW/cm2? Semplice, molti studi dimostrano che una lampada da più di 100 mW/cm2 usata sulla pelle non ha molti benefici rispetto a una da 60 mW/cm2, inoltre un dispositivo da più di 100 mW/cm2 può essere pericoloso.

Questi marchi hanno testato le loro lampade e pannelli utilizzando misuratori di energia solare, dispositivi che misurano lo spettro della luce solare. Questi dispositivi sono progettati per fornire valori falsi, fino a 4 volte superiori. In teoria non stanno mentendo, ma ci stanno imbrogliando.

I marchi e le aziende che affermano sui loro siti web e sui social media che le loro lampade irradiano +100mW/cm2 non sono solo discutibili, ma anche da sconsigliare. Non solo perché ci stanno ingannando (e chissà su cos'altro stanno mentendo), ma anche perché è fondamentale tracciare l'irraggiamento su un'ampia gamma di distanze piuttosto che fornire una singola misurazione. In questo modo possiamo sapere con precisione quanta energia luminosa riceviamo.

Quando si acquista una lampada o un pannello a infrarossi e a luce rossa, si noterà che esistono modelli più grandi e modelli più piccoli. I modelli più grandi sono molto più produttivi. Per questo motivo, ne ho uno piccolo per i viaggi e uno più grande da un metro e mezzo a casa.

Ma forse volete acquistare una lampada o un pannello non per ottenere benefici generali come me, ma per la terapia a infrarossi su parti specifiche della pelle, ossa, muscoli, ecc. In questo caso, è logicamente più che sufficiente scegliere il modello più piccolo che potete permettervi e che sia di buona qualità per dirigere tutta la luce su quella parte invece di concentrarsi sull'irradiazione.

Particolari frequenze di luce

In relazione a questo aspetto, il secondo criterio di scelta della nostra lampada è quello di considerare non solo le frequenze luminose a cui siamo esposti, ma anche la possibilità di scegliere in modo specifico tra di esse in base ai nostri specifici obiettivi quotidiani. I benefici della luce rossa si trovano nell'intervallo tra i 660 e gli 850 nanometri e queste lampade e pannelli sono stati progettati proprio per coprire questo particolare spettro.

La luce rossa visibile a 660 nanometri è molto più adatta al trattamento di tessuti superficiali, come la pelle, poiché penetra molto meno in profondità. La luce infrarossa non visibile a 850 nanometri, invece, è più adatta al trattamento di tessuti un po' più profondi, come i muscoli, le cellule e le varie funzioni, poiché penetra più in profondità. Mentre la luce rossa visibile all'occhio umano viene assorbita dai primi strati della pelle, generando risposte cellulari, la luce infrarossa arriva ancora più in profondità, penetrando attraverso tutti gli strati della pelle fino ai muscoli, alle ossa e naturalmente agli organi esterni.

Nella maggior parte delle lampade e dei pannelli a luce rossa, come quelli che possiedo, le lunghezze d'onda di 660 nm e 850 nm sono emesse in modo bilanciato. La prima è visibile all'occhio umano, mentre la seconda, pur non essendo visibile, penetra molto più in profondità. Tuttavia, il rapporto non è 50/50; quando si sceglie una lampada a luce rossa, è essenziale assicurarsi che per ogni emissione a 850 nm vengano emesse 1,3 volte le lunghezze d'onda a 660 nm.

Può essere utile scegliere un modello che permetta di scegliere ogni gamma in modo indipendente. Ad esempio, è possibile optare solo per la luce infrarossa e non per la luce rossa in determinate situazioni, tutto dipende dallo scopo della luce: riparazione dei tessuti, miglioramento cognitivo, riduzione delle rughe, perdita di grasso sottocutaneo, stimolazione del collagene, prevenzione delle scottature solari, aumento della melatonina e miglioramento del sonno, nonché recupero muscolare.

Poiché di solito cerco di migliorare la mia salute generale, tendo a utilizzare tutte le lunghezze d'onda a mia disposizione. Tra le lampade che ho, quella piccola che porto con me in viaggio non mi permette di personalizzare i tipi di luce, ma il pannello più grande che ho a casa, con una lunghezza di 1,5 metri, mi dà la possibilità di selezionare in modo indipendente ogni tipo di luce, concentrandomi su benefici specifici a seconda di ciò che mi interessa in quel momento.

Ha una densità di circa 60 J/cm2.

Un altro aspetto da tenere in considerazione è la densità della luce emessa da queste lampade: la densità della luce è la quantità di energia luminosa che le cellule ricevono. In altre parole, quante cellule state colpendo e in che misura. Se prima abbiamo esaminato l'intensità con cui le colpiamo, ora ci concentriamo su quante ne colpiamo, cioè sul numero di cellule.

Questa densità si misura in Joule per centimetro quadrato (J/cm2), non in calorie, né in fotoni o in mW/cm2, quanti Joule dovrebbe avere la lampada perfetta per far funzionare bene la terapia a infrarossi domestica? Secondo gli studi, circa 4-5 J/cm2 per sessione offrono i migliori benefici.

In alcuni studi, il numero di Joule che non produce alcun miglioramento è superiore a 50. Questo fenomeno è noto in biologia come ormesi. Questo fenomeno è noto in biologia come ormesi: una lieve esposizione a un fattore di stress rafforza notevolmente le difese dell'organismo contro fattori di stress molto più forti.

E dove possiamo vedere questi Joule? Di solito i produttori non forniscono questa informazione e non è visibile da nessuna parte sul dispositivo o nelle istruzioni. L'ottenimento dei Joule si basa sulla durata del trattamento; esiste una formula che potremmo usare per fare il calcolo, ma non è necessario usarla, né conoscerla, basta seguire più o meno la tabella qui sotto:

	Luce infrarossa	Luce rossa
Distanza: 10 cm Durata: 10 m	33 J/cm2	24 J/cm2
Distanza: 20 cm Durata: 20 m	24 J/cm2	16,8 J/cm2
Distanza: 30 cm Durata: 30 m	16,2 J/cm2	10,2 J/cm2

Ho inserito questa tabella per farvi sapere cosa state realmente comprando, ma non è particolarmente importante.

L'orientamento del fascio di luce rossa e infrarossa

Alcuni produttori affermano spesso che l'angolo della luce può essere un fattore importante se si vogliono ottenere i massimi benefici dalla lampada, rossa o a infrarossi, e questo è un aspetto da tenere presente e da non trascurare. Ad esempio, quando si parla di un fascio LED ad ampio angolo (ovvero quelle lampadine che dichiarano di avere un angolo significativo, come 60° o più), ciò implica che la luce si disperderà molto rapidamente, troppo rapidamente e coprirà un'area più ampia sul corpo, ma allo stesso tempo perderà intensità man mano che si allontana, riducendo i suoi effetti sulla salute.

All'altro estremo della scala, un angolo un po' più stretto significa una minore copertura (viene coperta una parte minore del corpo), ma l'intensità sarebbe molto più concentrata anche a distanze considerevolmente maggiori. L'angolo naturale della maggior parte dei LED è di circa 120 gradi, anche se con riflettori e lenti possiamo regolarlo a nostro piacimento con angoli più convenzionali come: 90°, 60°, 30° e persino 10°.

È importante notare che, sebbene questo fattore abbia la sua importanza, l'angolo del fascio luminoso non è il parametro più cruciale né il primo da considerare quando si cerca una lampada efficace per la terapia a luce rossa e a infrarossi, ma è un elemento che si può utilizzare come indicatore della qualità del prodotto che si sta acquistando, poiché il 90% dei produttori non include questa informazione nelle specifiche.

Se si osservano le descrizioni di molti modelli di lampade per la terapia della luce rossa e infrarossa, si nota che spesso si afferma che è obbligatorio essere vicini o molto vicini al LED per ottenere i risultati migliori o almeno efficaci. In sostanza, si tratta di una generalizzazione basata sul fatto che la maggior parte delle lampade LED ha un angolo ampio, anche se oggi esistono molti modelli che concentrano il fascio di luce ad angoli molto più stretti.

L'opzione più ottimale è quando la lampada ha un angolo di emissione ampio o alto, il che significa che dobbiamo essere vicini per ottenere i benefici. Se invece il fascio di luce è concentrato in un angolo stretto, è consigliabile mantenere una certa distanza.

La lampada e il pannello che possiedo hanno entrambi un'angolazione di 60°, quindi tendo a usarli vicini, il che è abbastanza comodo e confortevole. Un aspetto fondamentale per qualsiasi marca o modello sarebbe quello di condividere un tavolo con l'intensità alla distanza consigliata. Questo ci permette di determinare in modo chiaro e ottimale da quale distanza eseguire la terapia con luce rossa e infrarossa, considerando l'intensità, la copertura e naturalmente il comfort.

Nonostante l'esame di tutte le prove disponibili, non ho trovato studi specifici sugli angoli del fascio nella terapia con luce rossa. Tuttavia, non escludo che comincino a emergere presto, ed è più che evidente che i benefici complessivi sono chiaramente reali e possiamo ora approfondire i dettagli.

Se applichiamo la logica relativa all'intensità, alla copertura e all'irraggiamento, l'angolo del fascio sarebbe un componente molto rilevante solo se si vuole trattare un tessuto specifico o eseguire una terapia su una parte specifica del corpo. Per il momento, però, siamo alla ricerca di dispositivi che diffondano l'intensità effettiva a varie distanze dal dispositivo. Questo ci evita di dover eseguire calcoli complessi per determinare angoli e distanze.

Quando scelgo uno di questi dispositivi, di solito faccio attenzione soprattutto alla distanza minima raccomandata per l'uso dal produttore. Più vicini siamo durante la terapia, meno rilevante sarà l'angolo, ma è importante fare attenzione a non essere "troppo vicini".

Le macchine non devono pulsare

È possibile trovare modelli che offrono l'opzione di pulsazione. Questa funzione comporta un'accensione e uno spegnimento molto rapidi delle lampade, misurati in Hz (Hertz). In altre parole, se diciamo 10 Hz, la luce si accende e si spegne in media 10 volte al secondo.

Tuttavia, dobbiamo essere estremamente chiari sul fatto
che questa funzione è piuttosto una pseudo-scienza, cioè
una "scienza" senza prove scientifiche. Le prove finora
raccolte non supportano questa funzione. Cito: "È stato
impossibile stabilire una correlazione significativa tra
frequenza del polso e condizione patologica, a causa
della grande varietà e disparità dei dati. Per quanto
riguarda gli altri parametri del polso, sono risultati
carenti o inconcludenti".

Pertanto, se ci imbattiamo in un marchio che include
questa funzione, dovremmo essere piuttosto scettici,
poiché non ha un supporto scientifico. È probabile che la
incorporino solo per differenziare il mercato e per scopi
di marketing, niente di più. Questo dovrebbe farci
dubitare del marchio e del modello. Dobbiamo anche
essere consapevoli del fatto che ciò comporterà un
prezzo più elevato rispetto alla concorrenza che non
dispone della funzione di pulsazione.

Queste pratiche piuttosto disoneste si notano anche nelle
informazioni sull'irradiazione emessa o nell'inclusione di

occhiali "protettivi", che confuterò in seguito, in quanto non hanno alcuna funzione utile, nonostante tutti i marchi li includano.

Nessun effetto di sfarfallio

Una considerazione importante quando si sceglie una lampada è verificare se il marchio indica che il modello è "flicker free". Lo sfarfallio si riferisce all'accensione e allo spegnimento della luce LED in queste lampade o pannelli. Immaginate una festa con luci che si accendono e si spengono continuamente.

Sebbene lo sfarfallio avvenga così velocemente che l'occhio umano medio NON lo percepisce coscientemente, può influenzarci a livello subconscio, e questa è certamente la differenza principale con l'effetto pulsante. Dalla diffusione della luce LED, molte tecnologie legate a questa sorgente luminosa presentano questo fenomeno caratteristico. Le persone sensibili possono sperimentare alcuni problemi di salute, dall'emicrania agli attacchi di panico, alle vertigini, alla nausea e ad altri sintomi, anche se le situazioni estreme sono rare.

Lo sfarfallio non è indifferente, in quanto può causare effetti significativi a lungo termine, come fotosensibilità, emicrania cronica, stanchezza cronica, ansia e depressione. Sebbene vi siano poche informazioni specifiche sull'effetto sfarfallio nelle terapie a luce rossa e a infrarossi, è essenziale cercare lampade che non producano sfarfallio. Se si vuole fare una ricerca approfondita e assicurarsi che la lampada sia priva di sfarfallio, esistono dispositivi chiamati spettrometri che possono misurare lo sfarfallio di una lampada a luce rossa e infrarossa.

Questi spettrometri di solito forniscono dati piuttosto dettagliati, come gli hertz di sfarfallio (la frequenza con cui cambia la luce) e la percentuale esatta di sfarfallio (la variazione di luminosità). Ad esempio, due lampade con 100 Hertz possono avere percentuali di sfarfallio diverse, e quella con la percentuale più alta è più problematica.

Se si è già acquistato un pannello e non si avverte un disagio significativo, potrebbe non essere necessario restituirlo, considerando il costo di questi dispositivi. È importante notare che la maggior parte dei problemi legati allo sfarfallio è cronica e deriva da un'esposizione costante, come nel caso dei lavoratori d'ufficio che sono stati per anni sotto le luci fluorescenti.

Inoltre, durante l'esposizione alla lampada, in genere non svolgiamo compiti cognitivamente impegnativi. È essenziale distinguere tra flicker e impulso luminoso, dove quest'ultimo è semplicemente uno sfarfallio controllato di luce, che pulsa a una certa frequenza.

Riduzione dei livelli di radiazioni elettromagnetiche

Infine, dopo aver preso in considerazione tutto quanto sopra, una cosa che considero di estrema importanza ed è una delle prime cose che controllo è... che il dispositivo abbia una bassa emissione di radiazioni elettromagnetiche.

Se il marchio è un produttore impegnato nella scienza e non nella pseudoscienza, nel marketing o nel denaro, avrà progettato la lampada per essere utilizzata in ambienti ospedalieri e clinici, dove i livelli di radiazione elettromagnetica devono essere mantenuti rigorosamente bassi per evitare interferenze con altre apparecchiature sensibili alle onde.

Personalmente, troverei controintuitivo e persino contraddittorio acquistare un dispositivo elettronico aggiuntivo che promette numerosi benefici, ma che allo stesso tempo mi espone a radiazioni, conoscendo gli effetti che le onde elettromagnetiche possono avere sulla salute.

Ma... qual è la migliore lampadina a luce rossa?

Tenendo conto di tutto ciò, vi presento il tipo di lampada a luce rossa che ho deciso di acquistare e il pannello completo della carrozzeria.

- Codice sconto: PON CODICE SCONTO

- Lampada da viaggio: Zero di CytoLED (altamente raccomandata, non dimenticate di usare il codice sconto)

- Lampada grande che uso a casa: Pentaplex di CytoLED (circa 1.700 euro, escluso il buono).

- Osservazione: anche se porto con me la lampada Zero più piccola ovunque vada, mi manca la sensazione che il pannello gigante dà a ogni seduta grazie al suo livello di intensità più elevato. Se possedete una casa o se non vi spostate spesso, dovreste acquistare il modello Pentaplex senza esitare.

Perché ho scelto questo marchio sia per la lampada che per il pannello?

Ebbene, si dà il caso che sia uno dei soli tre marchi (e l'unico in Europa) a offrire tutte le caratteristiche sopra descritte:

- Con integrità scientifica (nessun inganno nell'irradiazione).

- L'intensità della luce (irradianza) è abbastanza potente da fornire al massimo 17-73 mv/cm2 (milliwatt per centimetro quadrato).

- La frequenza della luce varia da 660 a 850 nanometri (luce rossa).

- Bassa radiazione elettromagnetica e assenza di sfarfallio.

Nota sull'affiliazione: tutte le aziende produttrici di lampade a luce rossa e a infrarossi hanno programmi di affiliazione e di referral (creano coupon in modo che se si referenzi qualcuno, ti pagano una commissione). Alcune offrono commissioni molto alte, ma questo non significa che i loro prodotti siano i migliori (il prezzo lo paga il cliente finale). Per questo motivo i modelli di lampade che ho selezionato sono stati scelti in base al modello e alla marca, non in base al loro programma di affiliazione.

I prezzi partono dalle centinaia di euro e i migliori modelli di lampade a luce rossa si trovano in Europa, Stati Uniti e Australia. Non consiglio Aliexpress perché, testandolo con domande specifiche, ho scoperto che alcuni venditori mentono nelle specifiche e nelle risposte per vendere il prodotto a tutti i costi.

Il primo che ho acquistato proveniva dagli Stati Uniti, ma la dogana voleva che pagassi 450 euro, quindi ho deciso di non pagarli e di restituire il prodotto.

Marche che spediscono dall'Europa

- **Spedizione e fatturazione differenziate:** se volete risparmiare come azienda o libero professionista, alcuni fornitori emettono fatture con un indirizzo o un paese diverso da quello in cui viene ricevuto il prodotto. Altri invece richiedono che l'indirizzo di fatturazione e quello di spedizione coincidano.

- **Sfarfallio:** non c'è sfarfallio invisibile all'occhio umano.

- **Radiazioni elettromagnetiche: le** lampade e i pannelli sono stati progettati tenendo conto delle onde elettromagnetiche per la salute.

.

CytoLED

- Origine: Paesi Bassi
- Inganno nell'irradiazione: No
- Sfarfallio: No
- Radiazioni elettromagnetiche: No
- Spedizione e fatturazione in diversi paesi: Sì

NanoROTLicht

- Origine: Germania
- Inganno nell'irradiazione: Sì

- Spedizione e fatturazione in diversi paesi: Sì
- Origine: Irlanda

LumiRed
- Inganno nell'irradiazione: Sì

- Spedizione e fatturazione in diversi paesi: Sì
- Origine: Repubblica Ceca

MitoLight
- Inganno di irradiazione: no

- Spedizione e fatturazione in diversi paesi: Sì
- Origine: Germania

Aurora Luce Rossa
- Inganno nell'irradiazione: Sì

- Spedizione e fatturazione in diversi paesi: Sì
- Origine: Finlandia

Innolux
- Inganno nell'irradiazione: Sì

- Spedizione e fatturazione in diversi paesi: Sì
- Origine: Finlandia

CuRed
- Inganno nell'irradiazione: Sì

- Spedizione e fatturazione in diversi paesi: Sì

Marchi che effettuano spedizioni internazionali

- **Dogana:** Tutte queste aziende sono soggette a dazi doganali e tasse al momento del ricevimento della lampada.

- **Fattura "personalizzata"**: alcune aziende accettano di generare una "fattura personalizzata", indicando che il valore del dispositivo è inferiore all'importo effettivamente pagato. Ad esempio, se avete pagato 1.000 euro, la fattura allegata può specificare un valore di 200 euro, al fine di ridurre i costi doganali. Non è legale e ovviamente non lo consiglio, ma molte persone fanno attenzione a questo, ovviamente se il vostro ordine viene perso per sbaglio o meno il risarcimento sarà molto minore, questo è improbabile ma può succedere.

GembaRed

- Origine: Stati Uniti
- Inganno nell'irradiazione: No
- Spedizione e fatturazione in diversi paesi: Sì
- Fattura personalizzata: No

EMR-TEK

- Origine: Canada
- Inganno nell'irradiazione: Sì
- Spedizione e fatturazione in diversi paesi: Sì

MitoGen
- Fattura personalizzata: No
- Origine: Australia
- Inganno nell'irradiazione: No
- Spedizione e fatturazione in diversi paesi: Sì

Infraredi
- Fattura personalizzata: No
- Origine: Australia
- Inganno nell'irradiazione: Sì
- Spedizione e fatturazione in diversi paesi: Sì

Joovv
- Fattura personalizzata: Sì
- Origine: Stati Uniti
- Spedizione e fatturazione in diversi paesi: Sì

MitoRedLight
- Fattura personalizzata: No
- Origine: Stati Uniti
- Spedizione e fatturazione in diversi paesi: Sì

Bon Charge
- Fattura personalizzata: No
- Origine: Australia
- Spedizione e fatturazione in diversi paesi: Sì

Luci terapeutiche a
- Fattura personalizzata: No
- Origine: Stati Uniti

Platino	• Spedizione e fatturazione in diversi paesi: Sì
	• Fattura personalizzata: No
	• Origine: Regno Unito
Luce rossa in aumento	• Spedizione e fatturazione in diversi paesi: Sì
	• Fattura personalizzata: No

Fonti, riferimenti e note

- 1

Gavish L, Houreld NN. Efficacia terapeutica dei dispositivi di fotobiomodulazione per uso domestico: una revisione sistematica della letteratura. Photobiomodul Photomed Laser Surg. 2019 Jan;37(1):4-16. doi: 10.1089/photob.2018.4512. PMID: 31050938.

-

Barolet D. I diodi a emissione luminosa (LED) in dermatologia. Semin Cutan Med Surg. 2008 dic; 27(4):227-238.

-

Huang YY, Chen AC, Carroll JD, Hamblin MR. Risposta bifasica alla dose nella terapia della luce a basso livello. Dose Response. 2009 Sep 1;7(4):358-83. doi: 10.2203/dose-response.09-027.Hamblin. PMID: 20011653; PMCID: PMC2790317.

-

Lee SY, Park KH, Choi JW, Kwon JK, Lee DR, Shin MS, Lee JS, You CE, Park MY. Studio clinico prospettico, randomizzato, controllato con placebo, in doppio cieco e split-face sulla fototerapia LED per il ringiovanimento della pelle: valutazioni cliniche, profilometriche, istologiche, ultrastrutturali e biochimiche e confronto di tre diverse impostazioni di trattamento. J Photochem Photobiol B. 2007 Jul 27;88(1):51-67. doi: 10.1016/j.jphotobiol.2007.04.008. Epub 2007 May 1. PMID: 17566756.

- 5

Gavish L, Houreld NN. Efficacia terapeutica dei dispositivi di fotobiomodulazione per uso domestico: una revisione sistematica della letteratura. Photobiomodul Photomed Laser Surg. 2019 Jan;37(1):4-16. doi: 10.1089/photob.2018.4512. PMID: 31050938.

-

Avci P, Gupta A, Sadasivam M, Vecchio D, Pam Z, Pam N, Hamblin MR. Terapia con laser (luce) a basso livello (LLLT) nella pelle: stimolare, guarire, ripristinare.

Semin Cutan Med Surg. 2013 Mar;32(1):41-52. PMID: 24049929; PMCID: PMC4126803.

-

Hashmi JT, Huang YY, Sharma SK, Kurup DB, De Taboada L, Carroll JD, Hamblin MR. Effetto della pulsazione nella terapia con luce a basso livello. Lasers Surg Med. 2010 Aug; 42(6):450-66. doi: 10.1002/lsm.20950. PMID: 20662021; PMCID: PMC2933784.

- 8

Karanovic O, Thabet M, Wilson HR, Wilkinson F. Rilevazione e discriminazione del contrasto flicker nell'emicrania. Cefalalgia. 2011 Apr;31(6):723-36. doi: 10.1177/0333102411398401. PMID: 21493642; PMCID: PMC3571449.

-

Pratiche raccomandate dall'IEEE per la modulazione della corrente nei LED ad alta luminosità per ridurre i rischi per la salute degli spettatori

- 10

Fisher RS, Acharya JN, Baumer FM, French JA, Parisi P, Solodar JH, Szaflarski JP, Thio LL, Tolchin B, Wilkins AJ, Kasteleijn-Nolst Trenité D. Visually sensitive seizures: An updated review by the Epilepsy

Foundation. Epilepsia. 2022 Apr;63(4):739-768. doi: 10.1111/epi.17175. Epub 2022 Feb 7. PMID: 35132632.

-

Radford B, Bartholomew R. Contagio da Pokémon: epilessia fotosensibile o malattia psicogena di massa? South Med J. 2001 Feb;94(2):197-204. PMID: 11235034.

-

Salet N, Visser M, Stam C, Smulders YM. Effetti di luce stroboscopica durante i festival di musica dance elettronica ed epilessia fotosensibile: uno studio di coorte e un case report. BMJ Open. 2019 Jun 11;9(6):e023442. doi: 10.1136/bmjopen-2018-023442. PMID: 31186244; PMCID: PMC6585837.

-

Kennedy A, Murray WS. Effetti dello sfarfallio sul controllo dei movimenti oculari. Q J Exp Psychol A. 1991 Feb;43(1):79-99. doi: 10.1080/14640749108401000. PMID: 2017572.

-

Kennedy A, Murray WS. Effetti dello sfarfallio sul controllo dei movimenti oculari. Q J Exp Psychol A. 1991 Feb;43(1):79-99. doi: 10.1080/14640749108401000. PMID: 2017572.

David Buhner

- "IEEE Recommended Practices for Modulating Current in High-Brightness LEDs for Mitigating Health Risks to Viewers", in IEEE Std 1789-2015 , vol., n., pp.1-80, 5 giugno 2015.

- IEEE Recommended Practices for Modulating Current in High-Brightness LEDs for Mitigating Health Risks to Viewers .

SULL'AUTORE

David Buhner è uno degli autori più prolifici oggi esistenti, ha scritto diversi libri sulla salute, molte delle sue opere sono state tradotte in diverse lingue: inglese, francese, tedesco, giapponese, portoghese, olandese, ecc.

PAROLE CONCLUSIVE

Grazie per aver letto e per avermi dato fiducia come autore, questo libro è costato molto per essere realizzato, se vi è piaciuto vi prego di supportarmi con una recensione positiva dove avete acquistato il libro: amazon, ecc. Se avete ottenuto questo libro con mezzi non legali, non vi serbo assolutamente rancore e spero che sfrutterete le conoscenze che ho presentato qui. Vi prego di prendere in considerazione l'acquisto del libro in formato cartaceo e di pubblicare una recensione positiva se lo ritenete opportuno.